Fett verbrennen am Bauch

Schnell und unkompliziert abnehmen

Sebastian Schweizer

Fett verbrennen am Bauch

Schnell und unkompliziert abnehmen

Sebastian Schweizer

Inhaltsverzeichnis

Fett verbrennen am Bauch – Wie funktioniert es wirklich?
1

Welches Training eignet sich am besten für das lästige Bauchfett?   2

Gezieltes Ausdauertraining: Endlich das Bauchfett loswerden   3

Die folgenden Sportarten helfen bei einem gezielten Ausdauertraining: **4**

Optimales Krafttraining für einen flachen Bauch   5

Welche Bauch Weg Übungen sind die besten? 6

Gibt es eigentlich auch Bauch Weg Übungen für zu Hause?..7

Die richtige Ernährung: Was ist wichtig, um das Bauchfett loszuwerden?..**8**

Doch wie berechnet man dann beim Sport den Kalorienverbrauch?..9

Was ist eigentlich mit dem Nachbrenneffekt beim Sport gemeint?..10

Wie wichtig sind Kohlenhydrate um am Bauch abnehmen zu können?...................................11

Was bewirkt das Eiweiß im Körper? Und wie hilft es beim Bauchfett reduzieren?............................12

Doch wie viel Protein ist wirklich notwendig?... 13

Auf welche Nährstoffe sollte man noch achten, um das Bauchfett zu reduzieren?............................14

Der Jojo Effekt: Was passiert, wenn das Bauchfett wieder kommt?.....................................15

Der Körper verliert immer zuerst Wasser!... 16

Die richtigen Bauchmuskelübungen um den Waschbrettbauch zu fördern………………………………….17

Was sollte man noch über das Bauchfett wissen?...1 8

Doch wie kommt es eigentlich zu der Bildung diese Bauchfettes?.....................................19

Die besten Tipps um endlich das Bauchfett

loszuwerden!..20

Das Fazit: Mit dem richtigen Trainingsplan dem Bauchfett
den   Kampf   ansagen....................................21

Fett verbrennen am Bauch – Wie funktioniert es wirklich?

Bauchfett kann sehr lästig sein, nicht nur für den Mann, sondern auch für die Frau. Doch wie kann man das lästige Bauchfett loswerden? Spielt die Ernährung ebenfalls eine wichtige Rolle? Gerade in dem Bereich gibt es einige wichtige Aspekte, an die man sich halten sollte, wenn man sich bereits mit diesem Thema befasst. Schließlich wünscht sich jeder einen flachen und schönen Bauch. Wie man das lästige Bauchfett los wird und welche Übungen dabei helfen, haben wir in wenigen Schritten zusammengestellt.

Welches Training eignet sich am besten für das lästige Bauchfett?

Bevor wir diese Frage beantworten muss erst einmal der große Irrglaube aus dem Weg geräumt werden. Bauchmuskeltraining ist nicht das Wundermittel, um das lästige Bauchfett loszuwerden. Natürlich ist es ein Teil des Trainings. Nur mit Bauchmuskeltraining kann es jedoch nicht funktionieren. Natürlich wachsen die Bauchmuskeln von einem solchen Training, allerdings bringen sie einem nichts, wenn sie von einer Fettschicht bedeckt sind. Unserem Stoffwechsel ist es relativ egal, welche Muskelgruppen wir trainieren. Das bedeutet: man kann nicht punktuell bestimmte Körperstellen trainieren, sondern alles auf den gesamten Körper verteilen. Es ist nicht möglich, an nur einer Körperstelle, wie zum Beispiel dem Bauch abzunehmen. Wer daher das Bauchfett loswerden und sich ein Sixpack aufbauen möchte sollte nicht nur intensives Krafttraining machen, sondern zugleich ein optimales Ausdauertraining. Mit dieser Kombination kann man dem Bauchfett endlich einmal den Kampf ansagen.

Gezieltes Ausdauertraining: Endlich das Bauchfett loswerden

Das Ausdauertraining steht bei der Bekämpfung des Bauchfettes weit oben auf der Liste. Ausdauersport ist schließlich der perfekte Begleiter, um Fett zu verbrennen. Umso länger man die Ausdauer des menschlichen Körpers trainiert, umso besser ist es auch. Bei einem guten Ausdauertraining verbraucht der Körper in der Stunde mehrere hunderte Kalorien in der Stunde. Irgendwoher muss sich der Körper dazu die Energie holen. Dies macht er, in dem er an die Fettreserven geht, sprich an die Stellen des Körpers, die die ungeliebt sind, wie das Bauchfett.

Es empfiehlt sich daher länger und intensiver zu trainieren, anstatt öfter. Dazu ist es sinnvoll, sich drei Tage in der Woche festzulegen, an denen man Sport macht beziehungsweise seine Trainingseinheiten einbaut. Es ist sinnvoll zwei bis dreimal die Woche Ausdauertraining zu machen und das für 30 Minuten. Außerdem ist es wichtig, dass man zweimal die Woche Krafttraining macht. Kombiniert man dies miteinander wird schnell klar, dass der Erfolg nicht lange auf sich warten lässt. Bei einem eher geringen Trainingspensum, wie oben bereits beschrieben, läuft man schließlich keine Gefahr, dass man den eigenen Körper überfordert. Am besten ist es, wenn man sein gesamtes Training mit einer Aufwärmphase von 10 Minuten beginnt. Ansonsten gilt für ein Fettverbrennungstraining, laufen ohne zu schnaufen.

Sobald man daher außer Atem gerät, wird auch der eigene Körper ziemlich schnell schlapp. Untrainierte laufen Gefahr, dass die intensive Belastung dafür sorgt, dass der Kalorienverbrauch einfach zu gering ist. Es gibt mittlerweile viele Sportarten, die sich für das Ausdauertraining ideal eignen. Diese kann man öfters miteinander kombinieren und dadurch ein abwechslungsreiches und perfektes Training zusammenstellen.

Die folgenden Sportarten helfen bei einem gezielten Ausdauertraining:

Inlineskaten eignet sich genau für die Menschen sehr gut, die aufgrund einer mangelnden Kondition noch nicht viel schaffen. Man kann durch das Skaten nicht nur einen gelenkschonenden Sport gestalten, sondern schafft es in der Stunde bereits bis zu 700 Kalorien zu verbrennen. Es lohnt sich daher auch beim Skaten, bereits dreimal die Woche zu trainieren.

Joggen und Walken gehört natürlich ebenfalls auf die Liste eines guten Ausdauersports. Laufen kann man einfach überall. Der Vorteil ist, dass man in der freien Natur ist und auch dann die schönsten Strecken laufen kann. Wichtig ist lediglich, dass man ein passendes Paar Schuhe hat. Natürlich muss man nicht sofort durchlaufen. Das bedeutet, dass auch Gehpausen keine Niederlage darstellen werden. Man sollte das Tempo des Laufens nach und nach steigern. Bei einem gleichbleibenden Tempo schafft man es selbst beim Joggen zwischen 600 und 700 Kalorien zu verbrennen. Wer lieber walken geht, kann ebenfalls bis zu 250 Kalorien die Stunde verbrauchen.

Ebenso gut und vor allem in den Alltag integrierbar ist Fahrrad fahren. Bei dieser Sportart werden besonders die Knie geschont, was für stark Übergewichtige Menschen sehr wichtig ist. Bei schlechtem Wetter besteht sogar die Möglichkeit, im Fitnessstudio zu fahren. Verbraucht werden in der Regel zwischen 500 und 1000 Kalorien pro Stunde. Dreimal die Woche trainieren bewirkt daher bereits wahre Wunder. Wer allerdings gerne schwimmt, kann auch dort ein ausgiebiges und gutes Ausdauertraining für sich aufbauen. Schwimmen ist einfach die perfekte Sportart, um das eigene Körperfett abbauen zu können. Hinzu kommt, dass es sich um eine gelenkschonende Variante handelt, sodass es für Übergewichtige ebenfalls sehr gut zu empfehlen ist. Beim Schwimmen ist es allerdings genauso wichtig, ein moderates und gutes Tempo aufzubauen, damit man nicht zu schnell aus der Puste kommt. Bis zu 800 Kalorien die Stunde kann man durch Schwimmen verbrauchen.

Generell gilt jedoch, dass einfach alles an Bewegung zählt, um die Fettverbrennung des Körpers anzuregen. Spitzenreiter für die reine Fettverbrennung ist immer noch das HIIT Training. Damit ist das High Intensity Interval Training gemeint, bei denen man zwischen Sprints und erholsamen Einheiten wechselt. Innerhalb von einem kurzen Zeitraum, maximal allerdings 30 Minuten kann man die eigene Fettverbrennung auf Hochtouren bringen. Wichtig ist, dass man diese Einheiten an den trainingsfreien Tagen durchführt oder direkt nach dem Krafttraining. Dadurch hat man schließlich ausreichend Motivation, Energie und vor allem auch Konzentration, um das Training zu absolvieren.

Optimales Krafttraining für einen flachen Bauch

Doch auch die Muskeln spielen eine wichtige Rolle. Diese sind schließlich die Fettverbrennungsmaschine des Körpers. Je größer die Muskeln sind, umso mehr Kalorie verbrennt man im Schlaf. Durch die eigene Muskelmasse steigt auch der Grundumsatz und die Leistung des Stoffwechsels, umso höher ist auch der Energieverbrauch. Jedes Kilogramm an Muskeln verbraucht etwa 200 Kalorien am Tag. Man verbrennt Kalorien schließlich nicht nur während des Trainings, sondern auch, wenn man zu Hause ist und einfach mal die Füße hochlegt. Mit einem hohen Muskelanteil verbrennt man selbst beim Ausdauersport deutlich mehr Fett. Doch wie trainiert man eigentlich richtig? Wichtig ist das Warm Up und zugleich das Cool Down bei seinen Trainingseinheiten. Dadurch wird man nicht nur Leistungsfähiger, sondern kann Verletzungen der eigenen Muskulatur vorbeugen. Dafür sollte man um die 15 Minuten für beides einplanen. Für das Cool Down eignet sich unter anderem das Laufen oder Streching.

Damit man aber nun das lästige Bauchfett loswerden kann, ist es umso wichtiger, dass man mehr Kalorien verbraucht als man aufnimmt. Das funktioniert eigentlich am besten, wenn man ein Ganzkörper Workout durchführt und dabei ordentlich Muskeln aufbaut. Besonders die großen Muskelgruppen, wie unter anderem am Rücken, Gesäß und in den Beinen sollte man trainieren, damit auch das lästige Bauchfett endlich verschwinden kann. Fakt ist, dass die großen Muskeln einfach deutlich mehr Energie brauchen als die kleineren. Daher sollte man bei einem solchen Workout immer Vollgas geben, bei allen Übungen. Hauptsächlich die korrekte Durchführung der Übungen sollte im Vordergrund stehen. Es ist zugleich ratsam, dass man zwischen den einzelnen Trainingseinheiten 48 Stunden vergehen lässt, bevor man noch einmal trainiert. Der perfekte Wechsel zwischen Belastung und Erholung ist in dem Fall schließlich ebenso wichtig. Die Muskulatur gilt als Energiespeicher, was in den Erholungsphasen wichtig ist. Alle zwei Wochen kann man dann seine Leistungen erhöhen. Nicht direkt durch mehr Gewicht, sondern eher durch einmal Training mehr die Woche.

Natürlich kann man nach und nach auch die Widerholungssätze erhöhen.

Welche Bauch Weg Übungen sind die besten?

Das gesamte Workout für den Bauch besteht aus Übungen, welche viele Muskeln ansprechen. Dies können im klassischen Sinne Kreuzheben, Bankdrücken, Kniebeugen, Ausfallschritte, Klimmzüge und Liegestützen sein. Anfänger sollten jedoch mit dem Krafttraining im Fitnessstudio starten und dort schauen, welche Übungen sich eigentlich am besten eignen. Für den Feinschliff kann man den gesamten Trainingsplan natürlich nochmals abrunden und schauen, dass man Crunchens, Plankes und das Klappmesser einbaut. Ebenso wichtig ist es, dass man alle vier bis sechs Wochen seinen Trainingsplan wechselt. Die Muskeln gewöhnen sich mit der Zeit sehr schnell an die Belastung, sodass der Trainingseffekt in dem Bereich verringert wird.

Man muss sich dazu allerdings nicht immer völlig neue Übungen überlegen. Es reicht bereits aus, wenn man die Wiederholungszahl variiert oder sogar die Grifftechniken verändert. Ebenso vorteilhaft ist es, wenn man einfach das Tempo in den Bewegungen erhöht.

Gibt es eigentlich auch Bauch Weg Übungen für zu Hause?

Jeder kennt das Problem, wenn er einfach keine Lust hat, ins Fitnessstudio zu fahren. Doch gibt es eigentlich auch Übungen, die man einfach von zu Hause aus machen kann? Natürlich kann man auch auf dem Gebiet einfach und sicher zu Hause trainieren. Dazu braucht man nicht einmal mehr viel Platz, sondern kann in wenigen Schritten einfach zu Hause trainieren. Es gibt schließlich eine Reihe an Übungen, die den Bauch trainieren und wo man einfach zu Hause trainiert. Liegestützen, Ausfallschritte, Crunches, Unterarmstützt und noch viele weitere sind nur ein kleiner Teil der Varianten, die man zu Hause absolvieren kann. Bodyweight Übungen, wie diese genannt werden gibt es mittlerweile schließlich in einer Vielzahl.

Die richtige Ernährung: Was ist wichtig, um das Bauchfett loszuwerden?

Nicht nur Sport spielt eine wichtige Rolle, um das lästige Bauchfett los werden zu können, sondern auch eine gesunde und zugleich ausgewogene Ernährung. Es ist in dem Fall egal, welcher Diät man folgt – Das Fundament legt immer die Kalorienbilanz. Bei der eigenen Ernährung sollte man dann darauf achten, dass man mit der Kalorienzufuhr unter dem eigentlichen Kalorienbedarf bleibt. Um dies zu ermöglichen muss man natürlich erst einmal wissen, wie viel man am Tag eigentlich verbraucht.

Das bedeutet, dass man dazu den eigenen Grundumsatz nehmen kann. Der Grundumsatz beschreibt, wie viel Kalorien der Körper bei völliger Ruhe verbraucht. Hierzu werden das Alter, das Körpergewicht und der Leistungszustand benötigt. Anhand dieser Angaben kann man kinderleicht den eigenen Grundumsatz berechnen. Die folgende Formel ist dazu zulässig:

- Alter bis 18 Jahre: 17,3 x Körpergewicht in Kilogramm +651

- Alter zwischen 19 und 30 Jahren: 15,3 x Körpergewicht in Kilogramm +679

- Alter zwischen 31 und 60 Jahren: 11,6 x Körpergewicht in Kilogramm +879

- Alter über 60 Jahren: 13,5 x Körpergewicht in

Berechnet man daher die genaue Kalorienanzahl erfährt man, wie viel Kalorien man während des Ruhezustands verbraucht. Nehmen wir einen 32 Jahre alten Menschen mit einem Körpergewicht von 80 Kilogramm. Die Formel lautet dann: 11,6 x 80 + 879 = 1807 Kcal. Das bedeutet, dass man innerhalb von 24 Stunden im Ruhezustand 1807 Kalorien verbraucht. Jede Bewegung, die man dann dazu führt, verbraucht natürlich deutlich mehr Kalorien.

Doch wie berechnet man dann beim Sport den Kalorienverbrauch?

Es ist zwar nicht immer einfach, alle Kalorien genau zu berechnen. Jedoch sollte man sich auch dann vor Augen halten, dass man dadurch einfach schneller sein Bauchfett loswerden kann. Damit man den Kalorienverbrauch beim Sport berechnen kann muss man zuerst den Grundumsatz berechnen. Wie das geht, haben wir oben aufgezeigt. Nehmen wir wieder den 32 Jahre alten Mann mit 80 Kilogramm. Nehmen wir an, dieser Mann läuft mit 10 km/h. Hierbei nehmen wir den Faktor 7, wie unten in der Tabelle beschrieben ist. Dieser Wert wird dann mit dem Grundumsatz multipliziert. Das Ergebnis für den Kalorienumsatz für einen Tag, beträgt 12649 kcal. Natürlich läuft man keine 24 Stunden am Tag. Allerdings kann man dies herunterrechnen auf 30 Minuten in dem man die 12649 kcal nimmt durch 1440 Minuten (entsprechen 24 Stunden) teilt und dann mal die 30 Minuten rechnet. In dem Fall kommt man auf ein Ergebnis von 264 Kalorie, die man während 30 Minuten Laufens verbrennt. Es kommt hierbei jedoch auf die jeweiligen Sportarten an. Einige von ihnen haben wir in einer Tabelle aufgelistet, sodass man de jeweiligen Faktor zur Berechnung nutzen kann.

Sportart	Faktor

Laufen	10	km/h	7
Radfahren		Studio	5,5
Zirkeltraining			8
Schwimmen			11
Radfahren	32	km/h	12
Laufen	17	km/h	18

Hat man seinen Gesamtumsatz ermittelt zieht man von diesem einfach 300 bis 500 Kalorien ab, die man einsparen muss. Die Pfunde purzeln auch dann bereits von ganz alleine.

Was ist eigentlich mit dem Nachbrenneffekt beim Sport gemeint?

Grundsätzlich ist Sport die einzige Lösung, bei dem man den Grundumsatz und die Kalorienzufuhr nach oben schrauben darf. Es ist jedoch sehr wichtig, dass man zusätzlich über sehr viel Muskelmasse verfügt. Je mehr Muskeln der Körper hat, umso mehr Fett kann man verbrennen. Das bedeutet, dass auch dann das Bauchfett endlich der Vergangenheit angehört. Während man daher auch Sport treibt, verbrennt natürlich schon deutlich mehr Kalorien. Doch der Stoffwechsel selbst läuft dann noch weitere zehn Stunden auf einem hohen Tempo. Das bedeutet, dass es sich bei diesem Zeitraum um den sogenannten Nachbrenneffekt handelt. Doch was ist auch dann wichtig, wenn man endlich das Bauchfett loswerden möchte? Wie ernährt man sich dann   eigentlich   richtig?

Damit man die richtige Bauch Weg Ernährung bekommen kann, sollte man ebenfalls einiges beachten. Hierbei ist es besonders wichtig, dass man genau schaut, was man an Lebensmitteln zu sich nimmt. Um die Ernährung auch dann dauerhaft umstellen zu können, sollte man sich mit den wichtigsten Grundnährstoffen vertraut machen. Fette, Kohlenhydrate und auch Proteine sind einer der wichtigsten Nährstoffe, die der Körper täglich zu sich nehmen sollte.

Es ist bereits wissenschaftlich bewiesen, dass die Menschen die eher fett-und ballaststoffreich essen am wenigstens zunehmen. Hochwertiges Fleisch, Eier, Olivenöl und Nüsse sind daher die optimalen Fett- und Proteinquellen für den Körper. Diese kann man kinderleicht mit ausreichend Obst und Gemüse kombinieren und mit einigen Milchprodukten ergänzen. Dadurch bekommt man die perfekte Ernährung, bei der auch das Bauchfett schmilzen wird. Ebenso ist es wichtig, sich eher für die Vollkornprodukte zu entscheiden. Diese sind zum einen lecker und zum anderen auch noch gesund. Einer der besten Ernährungsformen, um dem Bauchfett den Kampf anzusagen und endlich zu einem Sixpack zu gelangen ist die Low Carb Ernährung. Diese ist schon seit Jahren einer der beliebtesten Ernährungsformen, bei der viele Menschen reichlich Kilos verloren haben. Es geht bei dieser Ernährungsform darum, die Kohlenhydrateanteile zu reduzieren.

Dies hilft nicht nur bei Abnehmen selbst, sondern kann auch dabei helfen, dass eigene Gewicht zu halten. Das Prinzip dieser Ernährungsform ist eigentlich relativ einfach. Statt der vielen Kohlenhydrate nimmt der Körper deutlich mehr Eiweiße auf. Ergänzend dazu nimmt man gesunde Fette zu sich. Der

Vorteil daran ist einfach, dass die Eiweiße beziehungsweise Proteine deutlich länger satt machen und es auch dann nicht zu Heißhunger Attacken kommen wird. Der Magen benötigt auch deutlich mehr Energie, was ebenfalls durch die Eiweißzufuhr geschieht. Der Verzehr von Kohlenhydraten ist daher nicht besonders förderlich, um das Bauchfett wegzubekommen. Man sollte daher eher auf die Kohlenhydrate verzichten und wird schon nach einer kurzen Zeit merken, wie schnell es eigentlich geht, abzunehmen und die Muskeln aufzubauen.

Wie wichtig sind Kohlenhydrate um am Bauch abnehmen zu können?

Kohlenhydrate sind für den menschlichen Körper wichtig. Jedoch raten sehr viele Wissenschaftler davon ab, dass diese auch für Menschen, die sehr wenig Bewegung haben schädlich sein können. Fakt ist, dass die Kohlenhydrate im menschlichen Körper in Glukose umgewandelt werden. Daher dienen sie als Energiequelle für das Gehirn und die Muskeln des Menschen. Doch die überschüssigen Kohlenhydrate, die der Körper zu sich nimmt, speichert dieser im Fett. Besonders Sportler sind jedoch auf eine bestimmte Menge an Kohlenhydrate angewiesen.

Nur so können die Körperfunktionen reibungslos ablaufen und sich nach dem Training wieder schnell aufladen. Man kann daher zwischen 50 Gram und 120 Gramm Kohlenhydrate am Tag zu sich nehmen, ohne dass man sich auf dem Gebiet sorgen machen muss. Hierbei sollte man sich allerdings eher auf Vollkornprodukte, Kartoffeln und auch Obst und Gemüse beziehen. Süßigkeiten und Weißmehlprodukte sind in dem Fall nicht sonderlich förderlich.

Fakt ist, dass die Kohlenhydrate schrittweise zu Glukose umgewandelt werden. Dabei spielt der Blutzuckerspiegel des Menschen eine wichtige Rolle. Sinkt dieser schließlich ab, merkt man dies schnell, da man einen sehr starken Heißhunger entwickelt. Bei einer sehr starken, kohlenhydratehaltigen Ernährung ist es der Fall, dass der Blutzuckerspiegel eindeutig zu hoch liegt. Auch ein erhöhter Insulinspiegel verändert den Körper.

Durch die ausreichende Bewegung, die man mit Hilfe von Sport hat, kann man diese Änderungen im Körper verhindern. Es wirken sich schließlich nicht alle Kohlehydrate direkt auf den Blutzuckerspiegel aus. Je schneller man daher Kohlenhydrate verdaut, desto schneller kann auch der Blutzuckerspiegel steigen. Es ist daher wichtig, dass man auf die richtigen Kohlenhydrate achtet, die man zu sich nimmt. Obst, Gemüse, Vollkornbrot und Co gehören einfach dazu und sind sehr wichtig, wenn man auch am Bauch abnehmen möchte

Was bewirkt das Eiweiß im Körper? Und wie hilft es beim Bauchfett reduzieren?

Proteine, sprich Eiweiße sättigen den Körper nicht nur, sondern sind auch noch für die eigene Figur sehr günstig. Demnach bezeichnet man diese Ernährungsform auch als sogenannten Fatburner, sprich einen Fettverbrenner. Der Körper muss daher mehr Energie erhalten, um aus den Proteinen dann körpereigenes Eiweiß herstellen zu können. Bei vier Kilokalorien Protein muss unser Körper schließlich eine Kalorie aus den eigenen Fettdepots nutzen. Das bedeutet, dass man bei den Mahlzeiten mit deutlich mehr Proteinen auch erheblich mehr Fett verbrennen kann.

Doch wie viel Protein ist wirklich notwendig?

Grundsätzlich liegt der Proteinbedarf bei einem Menschen bei knapp 0,8 kg pro Körpergewicht. Aufgrund der Eigenschaften, welche die Proteine mitbringen können, zeigt sich, dass man bei einem gesunden Menschen dahingehend nichts mehr einzuwenden hat. Es ist jedoch nur wichtig, dass die Proteine aus natürlich Quellen stammen. Das bedeutet somit auch, dass die Protein Shakes in dem Bereich mehr als überflüssig sind. Jedes der einzelnen Proteine besteht aus mehreren Ketten von Aminosäuren. Die Eiweiße tierischer Herkunft sind deutlich hochwertiger anzusehen, da die Zusammensetzung den benötigten Aminosäuren entsprechen.

Es ist wichtig zu wissen, dass die Hauptaufgabe der Proteine darin besteht, dass sich die einzelnen Körperstrukturen bilden können, wie unter anderem Muskeln, Bänder, Kochen und auch die Organe. Der Vorteil der Eiweiße liegt nicht nur darin, dass Bauchfett loszuwerden, sondern zugleich eine gesunde Ernährung zu unterstützen. Schließlich machen diese Mahlzeiten lange satt und lassen sich optimal mit anderem Obst und Gemüse kombinieren.

Doch auch Fette sind weiterhin in die eigene Ernährung integrierbar. Schließlich sind auch die Aufgaben der Fette sehr vielseitig und vor allem wichtig für den menschlichen Körper.

Generell dienen die Fette als Reserveenergiespeicher für den Menschen und sorgen zugleich für ein Schutzpolster der inneren Organe. Ebenso sind die Fette für die Vitamine wichtig, da auch diese einen Kraftstoff für das Ausdauertraining bieten können. Es ist daher egal wie viel Fett man prozentual zu sich nimmt. Es ist viel wichtiger, dass man innerhalb seines Kalorienbedarfs bleibt.

Damit man diese einhalten kann ist es ein kleiner Tipp, dass man bei der Mahlzeit darauf achtet, dass man ein sattes Gefühl hat und dementsprechend nicht mehr Kalorien aufnimmt. Daher sind die richtigen Lebensmittel bei der Ernährung wichtig. Gemüse ist in dem Fall der absolute Renner, da es nicht nur satt macht, sondern zusätzlich gesund ist.

Auf welche Nährstoffe sollte man noch achten, um das Bauchfett zu reduzieren?

Ebenso wichtig ist es, auch auf die gesättigten Fettsäuren zu achten. Butter, Schmalz und vor allem auch verschiedene Milchprodukte haben diese inbegriffen. Diese haben die Funktion, dass sie den Spiegel des guten und zugleich schlechten Cholesterins heben. Auch die Trans Fettsäuren sind in dem Bereich sehr wichtig. Auch diese Fettsäuren kommen in vielen Fleischsorten vor, allerdings nur in sehr geringen Mengen.

Am wichtigsten für den menschlichen Körper sind die Omega 3 Fettsären, welche auch als mehrfach ungesättigte Fettsäuren bekannt sind. Diese kommen hauptsächlich in den Produkten vor, die aus dem Kaltwasser kommen. Das bedeutet Fisch, wie unter anderem Hering, Lachs und auch Tunfisch. Auch in Rindfleisch sind diese enthalten. Ebenso wichtig, wie die Omega 3 Fettsäuren sind auch die Omega 6 Fettsäuren. Diese gehören auch zu den ungesättigten Fettsäuren und sind genauso wichtig für den menschlichen Körper. Man kann auch diese durch eine gesunde Ernährung zu sich nehmen. Die Omega 6 Fettsäuren sind nicht nur in Sonnenblumenöl enthalten, sondern auch in Weizenkeimöl und Distelöl.

Doch auch die weiteren Fettsäuren, wie unter anderem die einfachen ungesättigten Fettsäuren, die n Oliven und auch Nüssen enthalten sind, sollten dem Körper zugeführt werden. Durch diese Fette kann man schließlich die Blutfettwerte besonders positiv beeinflussen.

Der Jojo Effekt: Was passiert, wenn das Bauchfett wieder kommt?

Mittlerweile ist es nicht einmal mehr unbekannt, dass der sogenannte Jojo Effekt schneller eintritt als man sich wünscht. Gerade dann, wenn man verschiedene Diäten macht und einem selbst noch nicht bewusst ist, dass das Bauchfett nach den Diäten, zumindest wenn man wieder normal isst, schneller wieder da ist als man denkt. Die Diäten, wie unter anderem Schlank in zwei Wochen oder in 10 Wochen zum Sixpack entsprechen einfach nicht der Wahrheit. Es ist gar nicht möglich, innerhalb so kurzer Zeit das Bauchfett loszuwerden. Es dauert daher immer eine Weile, bis man die ersten Ansätze sieht.

Fakt ist einfach, dass der Körper bunkert. Das bedeutet, dass man bei den vielen Diäten lediglich zwischen 1000 und 1500 Kalorien zu sich nehmen darf. Dies liegt deutlich unter dem Energiebedarf eines normalen Menschen. Natürlich wünscht sich jeder, dass man das Bauchfett besonders schnell los wird. Allerdings ist das nicht mit solch einem Defizit möglich. Es kann schließlich auch passieren, dass der Mensch selbst deutlich an Lebensfreude verliert und auch Antriebslosigkeit und vor allem auch Konzentrationsschwierigkeiten auftreten können.

Der Körper verliert immer zuerst Wasser!

Man wird schnell merken, dass die Pfunde purzeln. Dies ist jedoch nicht mit dem eigenen Gewicht zu vergleichen. Der Körper verliert in erster Linie erst einmal Wasser anstatt Fett. Leidet der Körper an einer Form der Hungersnot greift er zu aller erst auf die Depots der Kohlenhydrate zurück. Diese sind im menschlichen Körper mit sehr viel Wasser gespeichert. Anstatt daher direkt das Fett zu verringern, verliert man nur noch Wasser. Außerdem verliert man sehr viel Eiweiß und Muskelmasse währen einer Diät. Daher sollte man schon darauf achten, dass eine gesunde Ernährung und zugleich Ausdauer- und Krafttraining der richtige Weg sind, um das Bauchfett loszuwerden.

Die richtigen Bauchmuskelübungen um den Waschbrettbauch zu fördern

Damit das Bauchfett reduziert wird und die Bauchmuskeln sichtbar werden ist es umso wichtiger, dass man auch gute Bauchmuskelübungen in sein eigentliches Training integriert. Man sollte daher schon schauen dass man mit gezielten Übungen auch diese Muskelgruppen trainieren kann. In dem Fall nicht nur die geraden Bauchmuskeln, sondern auch die schrägen. Man sollte allerdings in den ersten Wochen gezielt mit einem Ausdauertraining arbeiten, um das Bauchfett zu reduzieren. Danach kann man die Übungen für die Bauchmuskeln machen und diese Schritt für Schritt definieren.

Was sollte man noch über das Bauchfett wissen?

Wer an einem hohen Fettanteil am Bauch leidet sollte sich schon ein wenig Gedanken machen. Schließlich haben die meisten Menschen, die unter starkem Bauchfett leiden ein hohes Übergewicht. Jeder von uns weiß mittlerweile, dass ein sehr starkes Übergewicht einfach schlecht für die Gesundheit ist. Der Mensch fühlt sich dann nicht mehr wohl. Außerdem kann es zu erheblichen Erkrankungen kommen. Dazu gehört unter anderem Diabetes, Herz-Kreislauf-Probleme und auch Darmkrebs. Doch auch viele andere Krankheiten können dann auftreten, sodass es bereits zu vielen Nachteilen kommen kann. Das Bauchfett ist daher Fett, welches die inneren Organe, wie die Leber und auch den Darm umgibt.

Meistens haben die Menschen, die unter starkem Bauchfett leiden auch einen dicken Bauch.

Bei diesem Bauchfett handelt es sich um das viszerale Bauchfett, welches bedingt Krankheiten hervorruft. Dieses schüttet entzündungsfördernde Botenstoffe frei und wirkt sich grundsätzlich auf den Hormonhaushalt des Menschen aus. Die Folgen davon sind schnell zu erkennen. Der Körper verspürt einfach kein Sättigungsgefühl mehr. Das bedeutet zugleich, dass auch der Blutdruck steigt und die Blutfettwerte ebenfalls deutlich erhöht werden. Es kann daher schnell zu Krankheiten kommen, wie unter anderem Diabetes. Dies kann auch dazu führen, dass ein Herzinfarkt ausgelöst wird.

Das Risiko an einem Herzinfarkt zu leiden ist schließlich deutlich höher, als bei den Menschen, die eben keine Diabetes haben.

Doch wie kommt es eigentlich zu der Bildung diese Bauchfettes?

Fakt ist, dass die Ursachen meistens schon in einer schlechten Ernährung liegen. Die ungesunde Ernährung und vor allem auch die mangelnde Bewegung und deutlich zu wenig Sport sorgen schnell dafür, dass sich mit der Zeit das viszerale Bauchfett entwickelt. Auch zuckerhaltiges Essen und vor allem auch die gesättigten Fette tragen in dem Fall dazu bei. Daher kommt es deutlich schneller zur Einlagerung von Fetten. Ebenso bewiesen ist, dass Männer häufiger davon betroffen sind als Frauen. Dies liegt einfach an dem Körperbau des   Mannes.

Die besten Tipps um endlich das Bauchfett loszuwerden!

Es gibt mittlerweile viele Tipps, die einem helfen, endlich einmal das überschüssige Bauchfett loszuwerden. Dementsprechend sollte man sich an die in oder anderen Tipps halten und gezielt schauen, dass man auch dann die optimalen Lösungen findet.

Tipp 1: Keine Ausreden mehr finden, dass man keine Zeit hat. Wer schließlich das Fett verlieren möchte, sollte auch sein Training absolvieren.

Tipp 2: Am besten nimmt man direkt am Morgen seine Sportsachen mit, wenn man am Abend trainieren möchte. Geht man nach der Arbeit erst nach Hause kann es passieren, dass man die Motivation verliert.

Tipp 3: Damit man auch eine gewisse Abwechslung beim Training bekommt kann es sinnvoll sein einfach mal rückwärts zu laufen. Dies fördert schließlich auch die Beweglichkeit und die Koordination.

Tipp 4: Es sollte ebenfalls eine gewisse Spannung mit in das Ausdauertraining gebracht werden. Das bedeutet daher, dass man eine gewisse Abwechslung erreichen sollte, damit man den Spaß daran nicht verliert. Dementsprechend kann man auf den unterschiedlichsten Wegen Joggen gehen und neue Wege und Strecken entdecken.

Tipp 5: Ebenfalls wichtig ist es, dass man sich selbst nichts verbietet. Bevor man den ganzen Tag nur noch Schokolade im Kopf hat ist es wichtig, dass man sich vor diesen Gedanken ablenkt. Natürlich darf es auch mal ein Stück Schokolade sein. Dies sollte jedoch selten vorkommen, ohne dass man direkt die ganze Tafel verputzt.

Tipp 6: Es macht deutlich mehr Spaß, wenn man direkt mit mehreren Menschen Sport macht. Schließlich wünscht man sich auch in dem Bereich eine gewisse Motivation, sodass einem nicht langweilig wird. Umso mehr Leute mit machen, umso leichter ist es sich aufzuraffen und dauerhaft am Ball zu bleiben.

Tipp 7: Ein wichtiger Tipp ist auch der

Rollentausch. Mit diesem ist gemeint, dass man einfach mal jemanden zu sich ruft, ob ein Freund oder jemand aus der Familie, derjenige Rad fährt und man nebenher joggt. Nach einer bestimmten Strecke ist dann der Wechsel angesagt. Durch diese Art von Wettkampf bleibt die Motivation ebenfalls bei, sodass es auch dann an nichts fehlen wird.

Tipp 8: Außerdem ist es hilfreich, sich einfach ein schickes Sport Outfit zu kaufen. Dies hilft nicht nur bei Frauen, sondern auch bei Männern. Jeder hat dann den Wunsch, dass schöne Outfit zu tragen und es anderen zu präsentieren. Die Motivation, Sport zu treiben bleibt auch dann weiterhin bestehen.

Tipp 9: Die Zauberformel heißt beim Sport

immer Musik! Musik kann für deutlich mehr Leistung sorgen. Bis zu 25 Prozent mehr Power hat man daher, wenn man beim Training Musik hört und sich seinen Lieblingssongs widmet.

Tipp 10: Als ebenso wichtiger Tipp heißt es, einfach mal die eigenen Ziele setzen. Hierbei kommt es nicht nur auf das Wunschgewicht an, sondern auch auf die Trainingsziele, die man sich im Vorfeld setzen sollte. Wer sich dauernd sagt, dass er mindestens zehn Kilogramm abnehmen muss, setzt sich in dem Bereich deutlich mehr unter Druck. Wer sich allerdings sagt, dass man sich besser fühlen möchte als vorher und einfach mal Abwechslung im Alltag braucht, um sich auszupowern, wird es einfach deutlich leichter haben, die Motivation für das eigene Training beizubehalten.

Das wichtigste! Die Regeneration beim Training und dem Bauchfett den Kampf ansagen

Neben dem eigentlichen Training und auch der gesunden und zugleich ausgewogenen Ernährung sollte man auf die Regeneration in dem Fall achten. Aufgrund dessen spielt auch die Regeneration für die Rückbildung des Bauchfettes und den Aufbau der Muskeln eine sehr wichtige Rolle. Man sollte daher von Anfang an ausreichend Erholungszeiten mit einbauen und dann schauen, dass man die Muskeln aufbaut. Die Muskeln können schließlich nur in den Ruhezeiten wachsen. Man sollte daher schon früh mit dem Training starten und dann schauen, dass sich auch die

Muskelfasern wieder reparieren. Ist dies schließlich nicht der Fall, kommt es sehr schnell zu rissen, sprich zu Muskelkater. Ebenso nimmt die Leistungsfähigkeit auf dem Gebiet ab. Im schlimmsten Fall kann es passieren, dass man in ein Übertraining kommt. Man baut einfach nicht mehr Muskeln auf, wenn man jeden Tag trainiert. Dies ist ein großer Irrtum. Nach jeder Trainingseinheit sollte man schon 24 Stunden, am besten aber 48 Stunden lang pausieren.

Dies ist auch hilfreich dafür das man eine flache und zugleich trainierte Mitte erreichen kann. Auch sein eigenes Stresslevel sollte man in dem Fall geringhalten. Sollte es daher zu sehr viel Stress kommen, schüttet der Körper umso mehr Cortisol aus. Dieses Hormon hat demnach eine sehr starke, gewebeabbauende Wirkung. Dementsprechend hat dies zur Folge, dass die Muskeln schrumpfen und es deutlich schwerer ist, dass eigene Bauchfett zu reduzieren.

Das Fazit: Mit dem richtigen Trainingsplan dem Bauchfett den Kampf ansagen

Wer dem Bauchfett endlich den Kampf ansagen möchte, sollte sich an einen bestimmten Plan halten. Nur mit einem konkreten und guten Trainingsplan kann man die richtigen Schritte gehen. Wer einfach nur drauf los trainiert und kopflos an die Sache rangeht wird es deutlich schwerer haben, richtige Erfolge erzielen zu können. Außerdem bringen die vielen Diäten nicht einmal etwas, die sonst im Internet und Werbungen angepriesen werden. Auch in Sachen Ernährung sollte man sich ausreichend Zeit nehmen und einen guten Ernährungsplan entwickeln. Es ist daher sinnvoll, von Anfang an sein eigenes Leben zu ändern, damit man ebenfalls mit einem neuen Gefühl voran gehen kann. Die dauerhafte Umstellung ist auf dem

Gebiet daher das beste Geheimnis.

Ebenso wichtig ist der Grundstein Ausdauersport. Die Kombination aus dem gezielten Ausdauertraining und auch dem Krafttraining ist das Geheimrezept für einen flachen und schönen Bauch.

In Kombination mit der richtigen Ernährung steht einem einfach nichts mehr im Wege. Allerdings sollte man in dem Fall nicht zu viel erhoffen. Schließlich kann es mehrere Wochen, wenn nicht sogar Monate dauern, bis man die ersten Erfolge sieht. Es ist nicht einfach, konsequent zu bleiben und hart an seinen Zielen zu arbeiten. Gerade das Bauchfett ist etwas, was man nicht schnell los wird. Man sagt sogar, dass man am Bauch als letztes abnimmt. Wichtig ist, dass man sein Ziel nicht aus den Augen verliert. Sobald die Fettverbrennung erst einmal im Gange ist, dauert es auch nicht mehr all zu lang, bis auch das Bauchfett verschwindet. Dran bleiben und weiter trainieren ist die Hauptformel!

31653004R00044

Printed in Great Britain
by Amazon